Les Anti-Inflammatoires Naturels

Guide du débutant Diète et Recettes pour Guérir, traiter le système immunitaire et soulager la douleur naturellement (Livre en Français / Anti-Inflammatory Diet French Book)

Par Jennifer Louissa

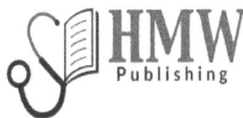

HMW Publishing

Pour d'autres excellents livres visitez:

HMWPublishing.com

Télécharger un autre livre gratuitement

Je tiens à vous remercier d'avoir acheté ce livre et vous offre un autre livre (tout aussi long et précieux que ce livre), « erreurs de santé et de remise en forme Vous ne savez que vous faites », totalement gratuit.

Visitez le lien ci-dessous pour vous inscrire et le recevoir: www.hmwpublishing.com/gift

Dans ce livre, je mettrai en lumière les erreurs de santé et de remise en forme les plus courantes, que vous commettez probablement vous aussi, et je vais vous révéler comment vous pouvez être en forme, comme jamais vous ne l'avez été !

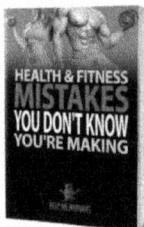

En plus de ce cadeau précieux, vous aurez aussi l'occasion d'obtenir nos nouveaux livres gratuitement, vous pourrez participer à des concours, et recevoir nos emails. Encore une fois, visitez le lien pour vous inscrire: www.hmwpublishing.com/gift

Table des matières

Introduction

Chaque fois que nous pensons à l'inflammation, nous visualisons généralement des parties du corps gonflées, comme les articulations, des parties atteintes d'arthrite, les muscles raides, etc. Nous sommes venus à associer ces derniers avec l'inflammation et ne touchant que les personnes âgées. Cependant, l'inflammation ne renvoie pas seulement aux douleurs articulaires, la goutte, ou l'arthrite. En fait, l'inflammation peut affecter l'intégralité de notre corps peu importe l'âge. Elle peut nous affecter de la naissance à la mort.

Aussi, avant de commencer, je vous recommande de rejoindre notre newsletter pour recevoir des mises à jour sur les sorties de nouveaux livres ou les promotions à venir. Vous pouvez vous inscrire gratuitement, et en prime, vous recevrez un cadeau gratuit. Notre livre « Erreurs de Santé et remise en forme vous ne savez pas ce que vous faites »! Ce livre a été écrit afin de démystifier, de mettre en lumière les choses à faire et ne pas faire et enfin vous armer des informations dont vous avez besoin pour obtenir la meilleure forme de votre vie. En raison de la quantité énorme de mauvaises informations et mensonges proférés par les magazines et les « gourous » autoproclamés, il devient de plus en plus difficile d'obtenir des informations fiables pour être en bonne forme. Plutôt que d'avoir à passer par des dizaines de sources biaisées, peu fiables pour obtenir vos informations de santé et de remise en forme. Tout ce que vous devez savoir à été résumé dans ce livre pour que vous puissiez facilement acquérir les bons gestes pour atteindre vos objectifs sportifs rapidement.

Encore une fois, pour recevoir notre newsletter et une copie gratuite de ce précieux livre, nous vous invitons à visiter le lien et vous inscrire:

www.hmwpublishing.com/gift

Chaptire 1 - PRISE DE CONSCIENCE DE L'INFLAMMATION: L'examen Spotlight

Chaque fois que nous pensons à l'inflammation, nous visualisons généralement des parties du corps gonflées, comme les articulations, des parties atteintes d'arthrite, les muscles raides, etc. Nous sommes venus à associer ces derniers avec l'inflammation et ne touchant que les personnes âgées. Cependant, l'inflammation ne renvoie pas seulement aux douleurs articulaires, la goutte, ou l'arthrite. En fait, l'inflammation peut affecter l'intégralité de notre corps peu importe l'âge. Elle peut nous affecter de la naissance à la mort.

Qu'est-ce que l'inflammation fait au corps?

L'inflammation est le processus utilisé par le corps pour se protéger, elle crée une zone de guérison dans le corps. L'inflammation est généralement caractérisée par un gonflement, douleur, rougeur, et une sensation de chaleur, mais toutes les inflammations ne causent pas de symptômes que nous pouvons sentir.

Contrairement à nos croyances communes l'inflammation n'affecte pas seulement les personnes âgées, la triste vérité est que l'inflammation peut frapper tout le monde quel que soit l'âge. Même les enfants peuvent être atteints, sous forme d'allergies, d'asthme ainsi que lorsqu'ils se blessent. Les jeunes adultes, eux aussi, peuvent souffrir d'une inflammation de diverses zones du corps, y compris celle du système cardio-vasculaire.

Selon une étude publiée dans «Jornal de Pediatria, » concernant l'effet de l'huile de poisson sur les facteurs de risques cardiovasculaires au cours de la croissance chez les adolescents, il a été découvert qu'elle améliore la santé cardiovasculaire chez les sujets en léger surpoids.

Les adultes souffrent eux aussi de divers types d'inflammations et peuvent même être sujets à des oedèmes plus important étant donné que le corps vieillit. De plus, il y a un taux croissant d'inflammations chaque année, causant un nombre de morts attribuées aux inflammations généralisées élevé.

Que nous en soyons conscients ou non, nous vivons tous une sorte d'inflammation de façon quotidienne. Cependant, peu de personnes comprennent le but de l'inflammation, ce à quoi elle sert dans notre corps: une protection armée. C'est principalement une réponse déclenchée par le tissu vivant endommagé à l'intérieur de notre corps et souvent nous ne sommes pas conscients des dégâts et des ravages que cela peut créer dans notre corps quand nous ne nous faisons pas soigner.

Beaucoup peuvent voir la rougeur ou le gonflement qui fait suite à une blessure, mais nous ne sommes pas conscients qu'il ne représente qu'un seul type d'inflammation: l'inflammation aiguë. L'inflammation en elle-même est un processus naturel, et la guérison ne pourrait pas se produire sans elle. Une inflammation grave est la réaction du corps à une blessure et nous aide à réparer et protéger les tissus endommagés. Cela nous protège également contre les maladies. Ce type d'inflammation agit comme une sorte de meute de médecins pour guérir le système immunitaire en apportant plus de nourriture aux régions qui en ont le plus besoin.

L'inflammation peut devenir dangereuse et même mortelle si elle devient chronique. Comme son nom l'indique, l'inflammation devient récurrente. Cela se produit généralement lorsque le stimulus initial qui conduit à une inflammation aiguë continue, le corps interprète alors la situation comme non résolue.

Cette forme d'inflammation, est par nature plutôt inquiétante car elle attaque de manière silencieuse, endommageant les tissus sans la rougeur, la chaleur, le gonflement ou la douleur qui sont habituellement observés dans les cas d'inflammation aiguë.

L'inflammation chronique entraîne généralement un endommagement des tissus, en effet ces tissus endommagés donnent souvent lieu à la formation de tissus fibreux ou cicatriciels. Angiogenèse ou la formation de nouveaux vaisseaux sanguins est une autre caractéristique de l'inflammation chronique, et elle joue un rôle considérable dans la création de maladies importantes comme le cancer.

L'inflammation chronique est souvent associée à des troubles auto-immunes, des réactions virales et bactériennes, réactions allergiques, mais aussi à toutes sortes d'autres maladies et affections tels que:

- les allergies

- La sclérose en plaque

- La maladie de Crohn

- Les maladies cardiovasculaires

- La maladie d'Alzheimer

- Le cancer

- L'obésité

- L'athérosclérose

- L'asthme

- La polyarthrite rhumatoïde

- Le diabète

- La maladie cœliaque

- Ainsi que de nombreuses autres pathologies y compris d'autres états inflammatoires comme la gastrite, la tendinite, l'endocardite, et bien plus encore.

Quelles sont les causes de l'augmentation de l'inflammation?

Comme nous l'avons mentionné, l'inflammation est un processus humain sain et naturel qui contribue à la protection et à la guérison de notre corps. L'équilibre de ce processus interne dépend de la présence dans le corps de deux acides gras essentiels.

Notre corps a besoin de nutriments et de minéraux pour rester en bonne santé. Les acides gras oméga 3, 6 et 9 font partie des éléments essentiels dont notre corps a besoin pour produire les substances qui aideront à nous maintenir en bonne santé. On trouve souvent les oméga 3 seuls au rayon Bio ou suppléments alimentaires de nombreux magasins. Plus que les oméga 6 et 9, c'est les oméga 3 qui sont des acides gras principalement nécessaires à notre corps. Il peut être acquis sous forme

16

de supplément alimentaire, mais aussi dans les aliments gras sains comme des œufs de saumon par exemple.

Le corps utilise les Oméga 3 pour produire des substances anti-inflammatoires et les Oméga 6 pour produire des composés inflammatoires. Quand l'équilibre est maintenu, le corps est en mesure de combattre les diverses attaques extérieures auxquelles il peut être sujet.

Cependant, de nos jours notre corps ne reçoit plus ses nutriments de manière suffisante. Notre mode de vie moderne a mené à une augmentation considérable de notre consommation d'oméga 6 , tout en réduisant notre consommation d'acides gras oméga-3. Déséquilibrant ainsi notre métabolisme. En effet le corps a besoin de plus d'Oméga 3 que d'Oméga 6. Ce dernier étant nocif lorsqu'il est présent seul ou en trop grande quantité dans l'organisme.

Cette quantité trop importante d'oméga 6, provoque la production de substances inflammatoires et le manque d'oméga 3, provoque quand à lui la réduction de la production d'éléments anti-inflammatoires.

Le résultat de ce déséquilibre est non seulement dangereux, mais peut aussi être fatal dans divers cas étant donné que l'inflammation s'accumule quotidiennement dans notre corps. L'inflammation peut s'attaquer à tous les tissus de notre corps, cela signifie qu'il peut être accumulé n'importe où dans le système cardiovasculaire, le système respiratoire, le système squelettique

Quels sont les éléments déclencheurs?

Bien que l'inflammation aiguë est généralement bénéfique, il en résulte souvent des sensations désagréables telles que la douleur d'un mal de gorge ou les démangeaisons causées par les piqûres d'insectes. En règle générale, ces divers inconforts ne sont que temporaires et disparaissent rapidement lorsque la réponse inflammatoire a rempli sa mission.

Cependant, il y a des cas où l'inflammation peut causer des dommages. Lorsque le mécanisme de régulation des réponses inflammatoires est défectueux, ou que sa capacité à éliminer les tissus endommagés et les substances étrangères est altérée, une destruction des tissus peut se produire.

Dans d'autres cas, une réponse immunitaire inappropriée peut donner lieu à une réaction inflammatoire prolongée et préjudiciable. L'hypersensibilité ou les réactions allergiques sont de bons exemples. Les agents environnementaux tels que le pollen, qui ne représentent généralement pas de menace pour l'Homme peuvent déclencher une inflammation et des réactions auto-immunes. Par conséquent, l'inflammation chronique est stimulée par la réponse immunitaire de l'organisme contre ses tissus.

Les causes de l'inflammation

Les facteurs qui déclenchent l'inflammation comprennent les éléments suivants:

• Les agents physiques

• Produits chimiques

• Micro-organisme

- Les réponses immunologiques inappropriées

- La mort des tissus

- Les virus et les bactéries

Les virus donnent lieu à l'inflammation en entrant dans le corps et en y détruisant ses cellules. Les bactéries libèrent des substances appelées « endotoxines » qui peuvent déclencher l'inflammation. Les gonflements peuvent être provoquées par différentes conditions médicales, comme les traumatismes physique, les radiations, les engelures ou encore les brûlures et peuvent endommager les tissus. A cela nous pouvons aussi ajouter les produits chimiques corrosifs tels que les acides, les alcalis et les agents oxydants. L'inflammation peut également provoquer des nécroses: la mort de tissus vivants, à cause du manque d'oxygène ou d'éléments nutritifs, cela peut se produire lorsque le sang n'irrigue plus la zone affectée.

Symptômes et prise de conscience

Les quatre signes importants d'inflammation sont:

• Rougeur (du latin "rubor") - causé par la dilatation des petits vaisseaux sanguins dans la zone de la blessure.

• Chaleur (du latin "calor") - La chaleur se produit quand il y a augmentation du flux sanguin au niveau de la zone, elle n'est ressentie que dans les zones périphériques du corps telles que la peau. La fièvre est provoquée par des médiateurs inflammatoires qui contribuent ensuite à la hausse de température au niveau de la blessure.

• Douleur (du latin "dolor") - La douleur liée à l'inflammation est due en partie à la déformation des tissus causés par un œdème et est également induite par des médiateurs chimiques spécifiques de l'inflammation, y compris la bradykinine, les prostaglandines et la sérotonine.

• Gonflement (tumeur) aussi appelée « œdème » et est principalement causée par la présence de fluide accumulé à l'extérieur des vaisseaux sanguins.

Une autre conséquence de l'inflammation est la perte de fonctions de la zone inflammée, un phénomène mis en avant par Rudolf Virchow, médecin allemand au 19ème siècle. Le dommage peut être causé par la douleur qui inhibe la mobilité suite à un gonflement sévère qui empêche le mouvement dans la région atteinte.

Chapitre 2 - Le rôle de l'alimentation dans les inflammations - Les aliments en cause dont personne ne parle

Ce que l'on mange a une grande importance et le meilleur moyen de réduire le risque d'inflammation est de passer par l'alimentation. Le sucre, les produits laitiers et les céréales sont considérés comme les principaux coupables. Toutefois, cela ne signifie pas que vous devez complètement éliminer le gluten de votre alimentation, sauf si vous avez une maladie cœliaque. Certaines personnes supportent plutôt bien le gluten à condition qu'ils suppriment le blé, tout en gardant le seigle, l'orge ou l'épeautre. La même chose vaut pour les produits laitiers et le sucre. Il pourrait y avoir un problème si vous commencez à compter sur ces aliments et en surconsommer.

Lorsque vous souffrez d'inflammation, les conséquences possibles pourraient être des maladies cardiaque, cancer, l'acné ou encore la maladie d'Alzheimer.

«Notre corps dépend de l'inflammation temporaire pour aider à combattre les blessures soudaines ou infections. Toutefois, lorsqu'elle devient persistante et récurrente, le système immunitaire attaque les cellules saines, et le processus de guérison devient destructeur.

La limitation de la consommation de certains aliments ne suffit pas. Il est essentiel de manger des aliments qui vont aider le foie dans sa fonction d'élimination des toxines- les légumes feuillus verts, les céréales, les protéines maigres, les herbes, les bonnes graisses, et de temps en temps boire du jus ou de thé bio sain avec une teneur en sucre faible. C'est la contribution de la nature à la croisade anti-inflammatoire.

Les vrais coupables

Amy Wechsler, dermatologue à New York estime que le coupable le plus important quand il s'agit d'inflammation n'est pas le régime mais le stress!

«Le stress envoie un signal aux glandes surrénales afin qu'elles libèrent de l'adrénaline, qui réquisitionne alors le sang de la peau, la laissant ainsi pâle.»

Le stress libère également d'autres hormones, comme la cortisone qui contribue aux troubles inflammatoires de la peau tels que l'acné. De plus, les personnes tendues sont plus enclines à percer leurs boutons, ce qui exacerbe la réponse inflammatoire.

Pour éviter les désagréments liés aux inflammations, faites ce que vous pouvez pour éviter le stress. Vous pouvez passer du temps avec des amis, dormir ou câliner votre partenaire, faire de l'exercice régulièrement, et même avoir des relations sexuelles, tout autant de choses qui vous aideront à vous sentir moins stressés et qui montreront des résultats durables visibles sur votre peau et psyché.

Bien que la plupart du temps, le sucre est pointé du doigt comme étant le coupable, accompagnés d'autres délinquants comme les produits laitiers, les fast-foods pleins d'acides gras trans ou encore l'alcool, vous devez être conscients que l'inflammation peut aussi être facilitée par des aliments apparemment innocents dont personne ne semble se méfier.

Lorsque Nicholas Perricone, un dermatologue et nutritionniste avant-gardiste a écrit son livre sur l'alimentation anti-inflammatoire; selon lui notre corps a besoin de l'inflammation temporaire pour aider à combattre les blessures soudaines ou infections. Cependant, nous l'avons évoqué dans le chapitre précédent, ce qui peut guérir se transforme en destructeur lorsque l'inflammation devient chronique et attaque par erreur les cellules saines.

Comme pour beaucoup de problèmes de santé, le sucre est considéré comme jouant un rôle important, il est désigné comme le principal fautif bien qu'il y en ait d'autres aussi. Voici quelques-uns des aliments considérés comme innocents à première vue et qui peuvent s'avérer être source d'inflammation.

Agave

L'agave a été introduit comme un édulcorant sûr, il n'en reste pas moins plein de sucre - avec une teneur en fructose pouvant s'élever jusqu'à plus de 90 pour cent. Selon le Dr Perricone, un dermatologue connu: «Le sucre supprime l'activité de nos globules blancs nous rendant plus sensibles aux maladies infectieuses telles que la grippe et le rhume et même le cancer. Une surcharge de sucre provoque également la perte de vigueur des fibres de collagène, rendant ainsi la peau plus vulnérable aux dommages dûs au soleil, l'affaissement et l'apparition des rides.

Yaourt glacé

Les yaourts glacés contiennent du sucre et des produits laitiers qui sont tous les deux considérés comme des vecteurs inflammatoires potentiels. Le lait peut augmenter les niveaux d'insuline et d'hormones mâles en plus d'être un allergène universel, ce qui signifie qu'il peut déclencher des réactions inflammatoires. Néanmoins, tous les yaourts ne sont pas faits de la même manière selon Andrew Weil, directeur du Centre de médecine intégrative d'Arizona au Collège de médecine et un évangéliste anti-inflammatoire.

Selon le Dr Weil, certains yaourts contiennent de la caséine (protéine du lait) qui peut augmenter l'inflammation tandis que d'autres contiennent des probiotiques spécifiques qui peuvent la réduire. Il y a aussi des yaourts qui ne contiennent pas de produits laitiers et sont à base de lait de coco.

Orge et le seigle

Ces céréales sont saines et délicieuses et n'ont pas le même effet que les glucides raffinés en ce qui concerne les pics de sucre, mais ils peuvent également déclencher l'inflammation chez certaines personnes. Cela est dû à la présence de gluten, surtout lorsque vous y êtes sensible ou si vous souffrez d'une maladie cœliaque. La consommation d'orge et de seigle, que ce soit dans les aliments ou l'alcool peut exacerber vos problèmes. Les soucis au niveau des articulations et la douleur peuvent être des indications d'inflammation.

Seitan:

Ce légume est connu comme « la viande de blé » parce qu'il est composé de gluten de blé. Nous savons tous que le gluten peut déclencher le système immunitaire. Ce qui provoque une inflammation de l'intestin qui peut se manifester par des ballonnements, la constipation ou le syndrome du côlon irritable chez certaines personnes.

Cacahuètes

Les arachides, comme le lait, sont des allergènes communs et souvent les gens sont sensibles ou allergiques. Leur ingestion déclenche une réaction inflammatoire dans le corps lorsqu'il lutte contre la présence d'un corps étranger. Les arachides sont également sujettes à des moisissures et des champignons qui peuvent également provoquer des réactions inflammatoires, selon Wood. Ainsi, vous pouvez remplacer les cacahuètes par des amandes crues bio ou d'autres noix et du beurre.

Mélanges pour assaisonnement

Nous aimons tous les mélanges d'épices d'assaisonnement car ils améliorent la saveur naturelle et offrent un excellent raccourci lorsque nous cuisinons, mais ils ont souvent une teneur élevée en sucre et contiennent généralement des colorants artificiels qui peuvent perturber la fonction hormonale, conduisant à une inflammation. Pour acquérir le même goût sans toutes les mauvaises choses, vous pouvez les remplacer par une combinaison de poivre de Cayenne concassé, vinaigre de cidre avec du sel de mer.

Chapitre 3 - Mettez fin à la douleur et à l'inflammation par la nourriture: De bonnes règles pour un régime anti-inflammatoire

Contrairement aux autres régimes, le régime anti-inflammatoire n'est pas pensé pour perdre du poids - bien que les personnes le suivant peuvent en perdre - il ne doit pas non plus être suivi sur une période limitée. C'est plutôt une façon de choisir nos aliments en se basant sur des connaissances scientifiques relatives à la manière dont ces aliments peuvent nous aider à maintenir une santé optimale.

En plus de vous protéger des inflammations, ce régime naturel vous fournira une énergie physique et les apports adéquats en vitamines, minéraux, phytonutriments protecteurs, en acides gras essentiels et fibres alimentaires. Vous pouvez adapter les recettes de vos repas à ces principes de régime anti-inflammatoires.

Règle générale Guide

• Mangez une variété de fruits et de minéraux.

• Visez le plus grand nombre d'aliments frais que possible.

• Réduire au minimum la consommation de fast food et d'aliments transformés.

L'apport de calories

• Les aliments mentionnés précédemment sont des exemples de glucides qui sont mauvais pour les inflammations, mais cela ne signifie pas qu'il n'y a pas de bons glucides. Par exemples, les bons glucides peuvent être les haricots, le poisson, les œufs, les légumes poussant au dessus du sol et des graisses naturelles (comme le beurre). Évitez le sucre et les féculents (comme le pain, les pâtes, le riz, les haricots et les pommes de terre).

• Si vous consommez des glucides sains, alors vous pouvez prendre jusqu'à 40-50 pour cent de calories provenant des glucides, 20-30 pour cent de protéines et 30 pour cent de matières grasses.

• Intégrer les matières grasses, les glucides et les protéines à chaque repas.

• Si vous prenez la bonne quantité de calories pour votre niveau d'activité, vous ne devriez pas voir de diminution significative du poids.

• Les adultes ont besoin 2000 à 3000 calories par jour. Les plus petits et les moins actifs, y compris les femmes, ont besoin de moins de calories que les hommes.

Les glucides

• Pour une exigence de calories 2000 par jour, les hommes adultes doivent consommer 240 à 300 grammes de glucides par jour tandis que les femmes adultes devraient consommer environ 100 à 150 grammes de glucides par jour, dont la majorité sous la forme la moins transformée et raffinée, tout en ayant un indice glycémique faible.

• Mangez des céréales entières comme le riz brun et le boulgour dans lequel les grains sont plus intacts, ils sont moins nombreux mais plus consistants. Ces produits sont généralement préférés à ceux qui sont à base de farine de blé avec presque le même indice glycémique que les produits à base de farine blanche.

- Manger moins d'aliments à base de farine de blé et de sucre comme le pain, ainsi que les aliments emballés comme les bretzels et les chips. Soigneusement éviter les produits à haute teneur en sirop de fructose.

- Manger plus de patates douces, de haricots et de courges. En ce qui concerne les pâtes, faites-les cuire al dente et les manger modérément.

Graisse

- Sur la recommandation de 2000 calories par jour, 600 doivent provenir de matières grasses (environ 57 grammes) et dans un rapport de 1: 2: 1 de saturées à mono-insaturées à la graisse polyinsaturées.

- Vous pouvez réduire votre consommation de graisses saturées en mangeant moins de fromage riche en matières grasses, le beurre, le poulet sans peau, les produits à base d'huile de palme, et les viandes grasses.

Aussi, évitez les huiles extraites de tournesol, de graines de coton, de maïs et de légumes mélangés et supprimez la margarine de vos repas.

• Évitez tous les produits contenant des huiles hydrogénées quelles qu'elles soient. Au lieu de cela, inclure dans votre régime des noix et des avocats, principalement les noix de cajou, les amandes, les noix et le beurre de noix fabriqué à partir de ces dernières.

• Pour votre huile de cuisson, utilisez de l'huile d'olive extra-vierge ou de beurre de noix de coco et si vous voulez un goût neutre, vous pouvez choisir l'huile de canola biologique extraite par pression. Les versions d'huiles de tournesol ou de carthames extraites par pression, riches en acides oléiques peuvent aussi être une bonne option.

• Pour vos acides gras oméga-3, choisissez du poisson sauvage frais, du saumon rouge congelé ou en conserve, de la morue noire (stromaté à fossette et la morue charbonnière), les sardines conservées dans l'huile d'olive ou l'eau. Des oeufs enrichis en oméga-3; graines de chanvre, graines de lin, vous pouvez également prendre un supplément d'huile de poisson. Pour cela, chercher des produits qui fournissent à la fois du DHA et de l'EPA dans une dose quotidienne de 2-3 grammes).

Protéine

•   Votre consommation quotidienne de protéines doit être comprise entre 80 et 120 grammes mais si vous avez des problèmes rénaux, de foie, une maladie auto-immune ou des allergies, prenez moins de protéines.

•   Consommez plus de protéines de nature végétale, en particulier du soja pour être plus précis tout en réduisant votre consommation de protéines animales à l'exception des poissons et du fromage naturel de haute qualité et le yaourt.

Fibre

• Consommez 40 grammes de fibres par jour en augmentant votre consommation de fruits comme les baies, de céréales complètes et de légumes comme les haricots.

• Les céréales prêtes à l'emploi sont également enrichies avec de bonnes fibres, mais assurez-vous en lisant les étiquettes qu'elles contiennent 4 à 5 grammes de son par portion.

Phyto-nutriments

• Afin de maximiser la protection contre les maladies liées à l'âge, y compris les maladies cardiovasculaires, les maladies neurodégénératives, le cancer ainsi que les toxines de l'environnement, consommez autant de fruits, de légumes et de champignons que vous pouvez.

•   Choisissez des produits biologiques autant que possible. Apprenez quelles sont les cultures sont les plus susceptibles de contenir des résidus de pesticides afin de les éviter.

•   Mangez des légumes crucifères de manière régulière, par exemple les légumes de la famille des choux. Incluez également le soja dans votre alimentation.

•   Préférez le thé au café en particulier le thé oolong vert ou blanc .

•   Consommez du chocolat noir (avec une teneur en cacao de 70 pour cent minimum.)

•   Si vous buvez de l'alcool, choisissez le vin rouge et buvez avec modération.

Vitamines et mineraux

Avoir un régime alimentaire basé sur des aliments frais ou cuisiner à partir de légumes frais est la meilleure façon d'obtenir vos apports quotidiens en vitamines, minéraux et oligo-éléments nécessaires à votre corps. Pour une santé et la protection optimale, complétez votre alimentation avec les antioxydants suivants.

- 200 milligrammes de vitamine C par jour

- Pour la vitamine E, comptez 400 Unités Internationales d'un mélange de tocophérols naturels (d-alpha-tocophérol avec d'autres tocophérols, ou un minimum de 80 mg d'un mélange de tocophérols naturels et tocotriénols pour un meilleur résultat).

- 10.000 à 15.000 Unités Internationales par jour de caroténoïde mixte

• Sélénium, 200 microgrammes sous forme de levure bio

• Les femmes doivent prendre 500 à 700 mg de calcium supplémentaire, comme le citrate de calcium par exemple, de manière quotidienne, selon leur apport alimentaire de ce minéral alors que les hommes doivent quand à eux éviter le calcium supplémentaire.

• Les antioxydants peuvent être également pris plus facilement tous les jours via des suppléments multivitaminés ou multiminéraux qui fournissent également 400 microgrammes d'acide folique et 2 000 Unités Internationales de vitamine D. Il ne doit contenir aucune quantité de fer à moins que vous soyez une femme avec des menstruations régulières et pas de vitamine A (rétinol) préformée. Ces suppléments doivent être consommés pendant votre repas le plus important.

Autres suppléments alimentaires

•   Si vous n'êtes pas friands de poisson gras, que nous devrions consommer   au moins deux fois par semaine, prenez de l'huile de poisson sous forme liquide ou sous forme de capsules, environ 2 à 3 grammes par jour d'un produit contenant à la fois du DHA et de l'EPA. Trouvez des produits qui sont distillés moléculairement et certifiés exempts de métaux lourds et d'autres contaminants.

•   Si vous ne manger régulièrement de curcuma ou gingembre, envisagez de les prendre sous forme de suppléments et si vous êtes sujet au syndrome de l'huile métallique, prenez de l'acide alpha-lipoïque, environ 100 à 400 milligrammes par jour.

•   Ajouter Coenzyme Q10 (CoC10) à votre régime quotidien: 6 à 100 mg sous forme de gel doux pris avec votre repas le plus important.

45

Eau

• Buvez de l'eau ou des boissons à haute teneur en eau comme le thé, l'eau au citron, ou un jus de fruit très dilué, à boire tout au long de la journée.

• Vous pouvez boire de l'eau en bouteille ou utiliser un purificateur d'eau dans votre maison pour vous protéger de toute contamination.

Erreurs courantes

Il est tout à fait triste de voir des gens qui essaient de se guérir de la douleur et de l'inflammation. Ils font de leur mieux pour tester tous les régimes possibles qui promettent une guérison, mais prennent sans le vouloir quelques mauvais virages qui finissent par saboter leurs efforts initiaux. Pour les personnes qui veulent revenir sur la bonne voie, voici quelques-unes des erreurs fréquentes, habituellement commisent en essayant de suivre un régime anti-inflammatoire.

Erreur # 1 - Ne pas prêter attention à la sensibilité alimentaire

La plupart des gens ont une maladie chronique inflammatoire (troubles de la thyroïde, une maladie auto-immune, une dysfonction surrénalienne, des problèmes digestifs, maladies de la peau, des troubles cognitifs ou d'humeur). Les sensibilités alimentaires doivent être identifiées et prises en compte pour aider au processus de guérison.

Alors que beaucoup de personnes essaient de passer à un régime alimentaire pouvant traiter les inflammations, encore environ 90 pour cent n'arrivent pas à éliminer le gluten ou le lait de vache de leur alimentation, parfois même les deux. Elles se trouvent des excuses en se qualifiant de «Gluten light» en modulant leurs apports en gluten, ou disent qu'ils « ne mangent pas beaucoup de produits laitiers. » Mais même une petite quantité de nourriture à laquelle vous êtes sensible suscitera sans aucun doute le "réveil" de l'inflammation.

Pour être francs, si vous continuez à manger un peu de ceci, un peu de cela, vous ne verrez jamais aucune amélioration, indépendamment de votre alimentation. Les aliments qui sont susceptibles d'aller à l'encontre de votre traitement doivent être éliminés de votre alimentation pendant un minimum de deux semaines, quoi que idéalement, il faudrait compter 4 à 6 semaines pour être en mesure de déterminer si vous réagissez à un de ces aliments.

Erreur # 2 - Ne se concentrer que sur la sensibilité alimentaire

D'autre part, certaines personnes sont trop concentrées sur l'élimination d'aliments auxquels ils sont sensibles sans pour autant rééquilibrer leur régime alimentaire. Particulièrement vrai lorsqu'on parle du gluten, bien que pour beaucoup, le gluten est un gros problème, le supprimer complètement de votre régime alimentaire n'est pas la clé du bien-être.

Lorsque vous avez l'intention de vous passer de gluten, vous avez tendance à vous diriger vers l'allée sans gluten de l'épicerie pour tous les produits transformés ne contenant pas de gluten: les cookies, les pizzas surgelées sans gluten ou tout autre des aliments sans gluten que vous pouvez trouver.

Lorsque vous cherchez désespérément à calmer une inflammation aiguë, et vous savez que l'élimination de certains aliments peut vous y aider, vous les remplacez par d'autres aliments qui ne sont pas idéals non plus, même si les produits transformés et emballés doivent être consommés rapidement. Le problème se pose surtout pour les personnes dont le mode de vie n'est pas propice à la préparation et la cuisson de repas complets et si le régime nécessite un changement radical de la façon dont elles s'alimentent.

Par conséquent, tout en essayant de trouver des solutions rapides afin de voir des résultats positifs, notamment à long terme, vous devez changer votre focus pour rééquilibrer le reste de votre alimentation.

Erreur # 3 - Avoir peur du gras et des calories

Beaucoup de gens font attention à leur santé en contrôlant strictement le nombre de matières grasses et de calories consommées. Bien que certains portent un intérêt particulier à leurs apports en graisses par peur des maladies cardiaques, alors que de nombreux rapports brisent le mythe des graisses alimentaires- y compris les graisses saturées - liées à l'augmentation du risque cardiovasculaire, d'autres tiennent à leurs convictions que réduire au minimum l'apport en calories est synonyme d'avoir un bon poids en termes de santé. Lorsque vous avez des maladies chroniques comme les problèmes digestifs par exemple, suivre un régime avec une teneur extrêmement faible en calorie peut aggraver votre situation médicale. Par conséquent, vous devez sortir de ce genre d'état d'esprit. Prenez note que ce sont les aliments riches en nutriments qui alimentent le volume le plus important de cellules de notre corps contiennent. Ils agissent également comme un GPS qui vous guident vers votre poids idéal pour une santé globale. Ces aliments sont susceptibles de vous rassasier et même de changer vos goûts pour le mieux, comme la diminution des envies de glucides raffinés, de sucre et d'aliments transformés.

Le gras aide à réguler votre glycémie, favorise la cicatrisation des tissus, augmenter la sensation de satiété, et stimule la fonction immunitaire. Même votre cerveau est composé de 60 pour cent de matières grasses. Avec tout cela, la bonne santé ne se résume pas à l'absorption ou l'éliminations de calories. Les habitudes de vie et les différents nutriments dirigent en quelque sorte les différentes hormones et autres processus physiologiques dans notre corps. Ceux-ci déterminent la façon dont fonctionne notre corps, comment nous brûlons les glucides, et la façon dont nous stockons les graisses.

C'est donc ça la bonne nouvelle! Cela signifie que c'est la fin des légumes cuits à la vapeur ou des blancs de poulet secs. Vous pouvez tout à fait savourer une cuisse de poulet bio et des jaunes d'oeufs aussi! Une autre chose, les légumes sont en effet délicieux et satisfaisant quand ils sont préparés avec du gras ou des huiles. Les vitamines liposolubles A, D, E et K contenus dans les légumes et d'autres aliments riches en nutriments ne sont absorbés par le corps que lorsque vous les mangez avec du gras.

Par conséquent, la recherche de bonnes choses est aussi cruciale que d'éviter les mauvaises!

Erreur # 4 - Ne pas prendre des suppléments Constamment

Obtenir les éléments nutritifs de ce que nous mangeons est idéal, mais même en faisant attention à vos besoins alimentaires par jour, il n'en reste pas moins vrai qu'il y a un problème avec le sol nous donnant des produits agricoles contenant moins d'éléments nutritifs par rapport à ce qu'ils devraient contenir. Et cela prive notre corps de certains apports. Ajouté cela, des aspects sous-jacents peuvent rendre difficile pour votre corps l'absorption de certains nutriments, les problèmes digestifs et les variations génétiques par exemple. Il y a donc des moments où les suppléments deviennent un élément vital pour guérir toute maladie chronique.

Les suppléments peuvent aider à soulager les symptômes digestifs, y compris le traitement de l'intestin perméable, réduire l'inflammation, détoxifier, rééquilibrage des hormones, et le retour à la normale des carences en nutriments et déséquilibres. Tous ces aspects sont des racines de maladies.

Alors que beaucoup de gens prennent des suppléments, il est triste de savoir que la majorité ne le font pas régulièrement. C'est à dire que la plupart vont prendre presque toutes les sortes de suppléments qu'ils ont à la maison une fois et les oublier le lendemain ou même pour le reste de la semaine. Il leur faut ensuite plusieurs jours avant de se rappeler qu'ils doivent reprendre les vitamines ou les suppléments minéraux dont ils ont besoin.

Les effets de ces suppléments sont cumulatifs et non immédiats, ils ne fonctionneront donc pas à moins qu'ils soient pris de manière régulière. Les suppléments ont besoin de temps et de régularité pour être efficaces.

Les besoins peuvent differer d'un individu à l'autre en fonction de l'état de santé spécifiques à chacun et les habitudes alimentaires de chacun, c'est pourquoi il est fortement conseillé d'être suivi par un professionnel de santé, particulièrement pour les personnes qui sont atteintes de troubles médicaux grave. Cependant, les personnes souffrant de maladies inflammatoires chroniques peuvent déjà partir du principe qu'il faut consommer des aliments complets, des des mélanges de vitamines ou de minéraux, un probiotique multi-souche, ou de l'huile de foie de morue à haute teneur en vitamines. Vérifiez auprès de votre médecin si vous prenez des anticoagulants et essayer l'huile d'algue plutôt q'un substitut végan.

Erreur # 5 - Changer constament de régime alimentaire

Les régimes sont devenus populaires au cours de la décennie et beaucoup les ont considérés comme des phénomènes de mode plutôt qu'un mode de vie ou un traitement. La plupart de ces personnes pratiquent l'auto-diagnostic et changent de régime alimentaire ausitôt qu'un nouveau régime fait parler de lui.

Il est facile de lire des articles ou d'entendre le témoignage de quelqu'un et de vous reconnaître dans ce qu'ils vivent puis commencer à changer votre régime alimentaire actuel juste parce que vous avez l'impression que vous êtes dans la même situation. Mais sans aucun doute, il n'existe pas de stratégie universelle qui convienne à tous, et lorsque vous changez de façon continue les variables, vous ne vous facilitez pas la tâche pour determiner ce qui fonctionne pour vous. Si vous vous sentez à l'aise avec une manière de vous alimenter, tenez vous y assez longtemps pour que les effets puissent se faire ressentir.

Souvenons-nous que notre corps est complexe et que, parfois, une partie doit être complètement guérie avant de passer à d'autres parties. Lorsque vous avez l'impression que vous ne voyez aucun changement, c'est parce que vous n'êtes pas régulier et persévérant avec votre plan initial.

Erreur # 6 - Ne pas reconnaitre le rôle du stress chronique dans la guérison

L'alimentation a un rôle important dans votre traitement, mais si vous ne gérez pas le stress efficacement, la réparation est presque impossible!

Une fois atteint de stress chronique, la cortisone ou les hormones de stress circulent sans cesse dans votre corps. Cela mène à la suppression de votre système immunitaire causant des problèmes digestifs tels que la perméabilité intestinale, l'augmentation du poids, et provoque une inflammation systémique. Et vu que nous sommes constamment bombardés de divers facteurs de stress liés à notre vie quotidienne, nous ne pouvons pas leur échapper. Par conséquent, il est essentiel de trouver des moyens de gérer le stress.

Erreur # 7 - Ne pas avoir le bon plan d'action

L'absence de plan d'action ou ne pas avoir le bon plan d'action peut vous dévier de vos objectifs à certains égards.

«Je mangerai moins après les vacances!»

Un exemple d'objectif vague, vous n'êtes pas spécifique quant aux résultats que vous souhaitez obtenir. Il serait difficile d'elaborer un plan en vous basant sur ce type d'objectif. Si vous voulez réaliser quelque chose, soyez précis et determinez vos attentes. Pour atteindre vos objectifs, quel qu'ils soient, sans vous sentir dépassé, partez de votre plan puis décomposez le en petite étapes claires et réalisables qui vont motiveront à continuer d'avancer.

Etablir un plan trop ambitieux et insoutenable ne fonctionnera pas sur le long terme. Prenez, par exemple, faire une cure de deux semaines qui finit parse tranformer en banquet. Lorsque vous determinez des objectifs qui ne sont pas conformes à votre préparation ou votre volonté à opérer un changement, alors vous êtes destiné à échouer avant de voir les effets du processus. Votre cerveau libère de la dopamine, l'hormone du bonheur et de la motivation à chaque fois que vous atteignez votre objectif, qu'il soit petit ou grand. A l'inverse, lorsque vous ne parvenez pas à réaliser votre objectif, il y a une diminution de la dopamine qui tue votre motivation.

Ainsi, il est logique de mettre au point un plan d'action qui ne soit pas impossible à réaliser et niveau de faisabilité qui vous permet de le diviser en petites étapes qui vous apporteront des résultats satisfaisants.

Chapitre 4 - Le régime alimentaire ultime contre l'inflammation

De nombreuses maladies impliquent une inflammation car elle est la réponse naturelle de notre corps en matière de blessures ou de dommages. L'arthrite, les entorses à la cheville, les sinusites, et l'asthme ne sont que quelques-unes des formes qu'elle peut prendre. Il est vital pour vous de savoir que certains aliments vont atténuer l'inflammation. Que vous les mangiez lorsque vous ressentez une douleur ou que vous les intégriez simplement à votre alimentation quotidienne, une chose est sûre: ils aident votre corps de nombreuses manières.

Les régimes alimentaires à base de fruits et légumes regorgent d'anti-oxydants qui peuvent considérablement vous aider à limiter les inflammations.

Voici la liste de 21 recettes pleines d'antioxydants pour le

petit déjeuner, le déjeuner et le dîner pendant sept jours.

Il vous suffit de choisir parmi ces 21 recettes vos

repas pour la journée et vous serez prêt à faire face à

toute une vie sans douleurs!

Le petit-déjeuner

Recette # 1 - Flocons d'avoines à la ricotta et aux myrtilles

Comme nous le savons tous, les myrtilles sont riches en antioxydants. Cette recette facile et rapide sera un avantage pour votre santé et un veritable plaisir.

Ingrédients

- ½ tasse de myrtilles

- ¼ tasse de ricotta, faible en matières grasses

- ¾ tasse de gruau d'avoine, cuits

- 1 ½ c. à soupe d'amandes, effilées

- 18g (ou 2 boules) de protéine

Préparation

1. Mélangez le gruau d'avoine et la poudre de protéine.

64

2.   Mettre le mélange dans un bol et ajouter les myrtilles.

3.   Passez le tout au micro-ondes pendant environ 2 minutes.

4.   Ajouter la ricotta, ainsi que les amandes effilées.

Recette # 2 - Petit plaisir hachis & tomates

Facile à préparer et à mâcher, cette recette pour le petit-déjeuner regorge de saveurs et de nutriments.

Ingrédients

- 3 oz. de faux-filet de boeuf cuit (ou toute autre viande), hachée

- 2 tomates, coupées en tranches

- 1 Orange

- 2 c. à soupe de poivre vert, haché

- 3 c. à soupe d'oignon, haché

- 3 c. à soupe de champignons, hachée

- ¼ tasse de gruau d'avoine cuits

- ½ c. à café d'huile d'olive extra vierge

- 1 c. à café de sauce Worcestershire (sauce aigre-douce pimentée)

66

- Sel

- Poivre

Préparation

1. Préparer votre poêle en y appliquant un peu de matière grasse et placez-la sur feu moyen.

2. Faire sauter les oignons, les champignons et poivrons verts à l'huile d'olive jusqu'à ce qu'ils soient tendres.

3. Ajouter la viande hachée ainsi que le gruau d'avoine.

4. Mélanger les épices et la sauce Worcestershire.

5. Remuer et laisser cuire pendant quelques minutes.

6. Transferez sur une assiette puis ajouter les tomates et l'orange.

Recette # 3 - Délice du petit déjeuner: omelette au crabe et au fromage

La combinaison de la chair de crabe, du fromage,de l'avoine et des fruits vous assure un excellente matinée. Les propriétés anti-inflammatoires des fruits et de l'avoine vous garantissent la beauté et la santé, le tout dans un plat.

Ingrédients

• 1 oz. de la chair de crabe, en conserve

• ½ tranche de Pepper Jack fromage faible teneur en matières grasses (fromage à pate molle au lait de vache pasteurisé)

• 2/3 tasse de gruau d'avoine, cuit

• ½ tasse de blancs d'oeufs battus

• ¼ tasse de myrtilles

• 1/3 banane découpée

• ½ c. à café de cannelle

- 2 c. à soupe de beurre de cacahuète

- Stevia

Préparation

1.   Mettez la chair de crabe et les œufs battus dans un bol et mélanger.

2.   Préparer la poêle en y déposant de l'huile d'olive et mettre sur feu moyen-fort.

3.   Verser le mélange d'œufs dans la poêle et ajouter les tranches de fromage au dessus.

4.   Pendant ce temps, réchauffer les myrtilles, les morceaux de bananes, la cannelle et l'avoine au micro-ondes.

5.   Mélanger le beurre de cacahuète et la stevia.

6.   Prenez note que la chaleur de la farine d'avoine fait fondre les morceaux de bananes. Servir et déguster.

Recette # 4 - Simple toast d'avocat avec un oeuf

Les œufs peuvent être une excellente source de protéines, y compris des différents nutriments, B12, oméga-3 et de sélénium. Le sélénium est un antioxydant qui protège les cellules des dommages générés par l'inflammation. En plus de cela, ce plat sain est accompagné d'épinards d'avocats qui sont aussi riches en antioxydants.

Ingrédients

• 1 oeuf, poché ou brouillé

• ½ d'un avocat, coupé en tranches

• Une poignée d'épinards

• 1-2 tranches de pain grillé (sans gluten de préférence) *

- 1½ c. à soupe de ghee

- flocons de piment rouge

(* Remarque: Vous pouvez ajouter une tranche supplémentaire si vous préférez le style sandwich.)

Préparation

1. Tartiner le pain grillé de ghee .

2. Ajouter les tranches d'avocat sur le pain grillé et couvrir avec les épinards.

3. Ajouter l'œuf poché ou brouillé au dessus des feuilles d'épinards et saupoudrer de flocons de piment rouge. Servir et savourez !

Recette # 5 - Smoothie avocat-framboises

Vous trouverez peut-être la combinaison de l'avocat et de la framboise tout à fait particulière, mais l'onctuosité de l'avocat adoucit l'acidité de la framboise. Ces ingrédients contiennent tous deux des quantités élevées d'antioxydants, de fibres et de vitamine C pour renforcer le système immunitaire et favorisent le bien-être.

Ingrédients

- 1 avocat, dénoyauté et pelé

- ½ tasse de framboises

- ¾ tasse de jus d'orange

- ¾ tasse de jus de framboise

Procédure

1. Il suffit de mélanger tous les ingrédients dans un blender.

2. Transférer dans un grand verre et servir.

Recette # 6 - Taboulé blé - avoine

Ingrédients

- 1/4 tasse de flocons d'avoine

- 1/8 tasse de boulgour

- 1/4 kiwi, pelé et coupé en dés

- 2 c. à soupe de persil frais haché

- 1 c. à soupe de noix de pécans ou amandes hachées

- 1/8 tasse de fraises coupées en dés

- 1/2 c. à café de menthe fraîche hachée

- sel et poivre fraîchement moulu, à votre convenance

Préparation

1.   Dans un grand bol, mélanger l'avoine, le boulgour et du sel, selon votre goût, et versez dans l'eau bouillante,

assez pour les couvrir. Laisser reposer pendant environ 45 minutes puis égoutter. Appuyez sur l'avoine et le blé contre la passoire à l'aide du dos de la cuillère pour en extraire l'eau avant de transférer le tout dans un bol.

2. Ajouter tous les autres ingrédients et mélanger au fouet. Laisser reposer 10 à 15 minutes au réfrigérateur avant de servir.

Recette # 7 - Flocons d'avoine aux myrtilles

Ingrédients

• 1 tasse d'avoine à cuisson rapide sans gluten

• 1 tasse de lait écrémé

• 1/4 tasse de miel brut

• 1/2 c. à café d'extrait de vanille pure

• 1/2 c. à café de cannelle moulue

• 1 c. à soupe d' amandes tranchées

• 3/4 tasse de myrtilles fraîches ou surgelées

Préparation

1. Placez une casserole à feu moyen. Ajouter le lait et porter à ébullition

2.   Ajouter l'avoine et cuire pendant environ 2 minutes en remuant de temps en temps.

3.   Ajouter le miel, la vanille et la cannelle puis bien mélanger.

4.   Servir la farine d'avoine dans des bols et garnir de myrtilles.

Le déjeuner

Recette # 1 - Salade de thon méditerranéenne

Cette recette pour le déjeuner donne une bouffée de fraîcheur en restant très légère. Pleine des bienfaits nutritifs des herbes et des épices, la préparation est simple et c'est un vrai régal au déjeuner. N'hésitez pas à le servir avec du pain grillé, des crackers ou du pain pita.

Ingrédients

• 2 boites de miettes de thon (conservées dans l'eau) égouttées

• 2 grosses tomates *

• ¼ tasse d' olives kalamata ou olives mixtes, hachées

- 2 c. à soupe de poivrons rouges, grillés sur le feu et découpés

- 2 c. à soupe de basilic frais, haché

- 2 c. à soupe d'oignon rouge, haché

- ¼ tasse de mayonnaise

- 1 c. à soupe jus de citron frais

- 1 c. à soupe de câpres

- Sel

- Poivre

* Remarque: Au lieu de tomates, vous pouvez également choisir des tranches de pain pour faire un sandwich au thon. Pain pita, de la salade, des toasts et des crackers peuvent également être de bonnes alternatives.

Préparation

1.   Mettre tous les ingrédients (sauf les tomates) dans un grand saladier. Bien mélanger.

2.   Couper les tomates en quartiers, de manière à créér un design semblable à fleur. Veillez à ne pas les couper entièrement jusqu'au fond.

3.   Ouvrez doucement les tranches et déposez la salade de thon dans le centre de la tomate.

Recette # 2 - Plaisir tropical, salade de Quinoa

Ingrédients

- 1 tasse de quinoa sec, rincé

- 3 tasses de laitue romaine *, hachées grossièrement

- avocat , haché ou en fines tranches

- 1 grosse mangue, épeluchée, dénoyautée et coupée en morceaux

- 1 tasse de pomme ou de carotte, finement hachées

- 1 tasse de noix de cajou, grossièrement hachées

- ½ oignon rouge, finement haché

- ¼ tasse de menthe, finement hachée

- 1 cm ½ de gingembre, finement haché

- 2 c. à soupe de miel ou d'agave

- 1 c. à soupe d'huile d'olive extra-vierge

- jus d' 1 citron vert

- poivre noir fraîchement moulu

- 1 c. à soupe. de sel de mer

* Remarque: Vous pouvez également choisir vos légumes verts.

Préparation

1. Pour le quinoa, faire bouillir 2 tasses d'eau dans une casserole moyenne. Ajouter le quinoa et laissez mijoter à feu doux. Couvrez la casserole pendant environ 15 à 20 minutes et retirer du feu. Laissez refroidir le quinoa.

2. Pendant ce temps, mélanger la pomme hachée (ou carotte) et oignons rouges dans un grand bol.

3.   Dans un autre bol, mélangerl'huile d'olive, le jus de citron, et le miel. Ajouter le mélange avec la pomme et les oignons.

4.   Ajouter le quinoa refroidi et la mangue hachée dans le bol et mélanger.

5.   Ajouter la coriandre, le gingembre, et la menthe. Assaisonnez avec du sel et du poivre.

6.   Déposer le mélange sur la laitue romaine (ou autreslégumes verts, au choix). Laisser refroidir au réfrigérateur ou à température ambiante avant de servir).

Recette # 3 - Salade de betteraves marinées & Apple

Les betteraves et les pommes sont considérées comme une véritable usine d'antioxydants. Ils peuvent vous aider à réparer les fibres musculaires et stimuler votre système immunitaire. Cette recette n'est pas seulement un repas sain, c'est aussi un plaisir pour votre palais.

Ingrédients

• 4 betteraves moyennes, lavées

• 1 pomme Granny Smith, hachée

• 1 gros piment banane, haché

• ¼ tasse de vinaigre de vin rouge

• 1 c. à café de sauce Worcestershire * (sauce aigre-douce pimentée)

• ¼ tasse d'huile d'olive ou d'avocat

- ¼ c. à café de moutarde sèche

- ¼ tasse de sucre de noix de coco ou de sucre brut (non raffiné)

- ¼ tasse de noix de pécan ou noix hachées

- ¼ c. à café de sel de mer

- ¼ c. à café de poivre noir

- ¼ c. à café de sel d'oignon (oignon en poudre mélangé à du sel) (facultatif)

* Remarque: Si vous êtes végan, vous pouvez remplacer la sauce Worcestershire par de la sauce tamari à laquelle vous ajouterez ¼ c. à café de vinaigre de cidre.

Préparation

1.   Mettez 1 pouce (2,5 cm) d'eau et une pincée de sel de mer dans une grande casserole et mettez sur feu moyen-fort. Placez les betteraves dans le panier de cuisson vapeur pendant environ 20 minutes.

2. Une fois que les betteraves ramollies, les éplucher et les couper en quartiers.

3. Dans un grand bol, mélanger la pomme, les piments bananes et les betteraves puis réserver.

4. Dans un petit bol, incorporer le sucre, le sel et le reste des assaisonnements puis réserver.

5. Arrosez le mélange betteraves-pommes-piment avec le vinaigre, l'huile et la sauce Worcestershire (ou la sauce tamari).

6. Ajouter le mélange d'assaisonnements et bien mélanger.

7. Laisser la salade mariner au réfrigérateur pendant 8 à 24.

8. Avant de servir, ajouter les noix ou les noix de pécan et assaisonnez selon votre goût.

Recette # 4 - Saumon poêlé sur une salade de pousses de roquette

Si vous reherchez des saveurs raffinées, les pousses de roquette raviront votre palais.

Ingrédients

Pour le saumon:

- 2 x 6 oz. de filets de saumon

- 1 ½ c. à café d'huile d'olive

- 1 ½ c. à café de jus de citron frais

- Sel

- Poivre noir fraîchement moulu

Pour la salade:

- 3 tasses de feuilles de roquette

- 2/3 tasse de tomates cerises ou en grappe, coupées en deux

- ¼ tasse d'oignon rouge, finement émincé

- 1 c. à soupe de vinaigre de vin rouge

- 1 c. à soupe d'huile d'olive extra-vierge

- Sel

- Poivre noir fraîchement moulu

Préparation

1. Mettez les filets de saumon dans un bol peu profond. Ajouter le sel, le poivre, le jus de citron et l'huile d'olive. Mettre de côté pendant environ 15 minutes.

2. Placez une poêle antiadhésive à feu moyen-vif et cuire le saumon sur le coté de la peau pendant environ 2 à 3 minutes.

3.   Réduire le feu (moyen) et couvrir la poêle. Laissez le saumon cuire pendant environ 3 à 4 minutes de plus. Rappelez-vous que la peau doit être croustillante et le coeur rosé ou mi-cuit.

4.   Pendant ce temps, mélanger les tomates, l'oignon et la roquette dans un grand saladier.

5.   Avant de servir, ajouter l'huile, le vinaigre, le sel et le poivre. Bien mélanger et servir.

Recette # 5 - Soupe de noix de coco, citrouille et chili

La citrouille est connue pour être riche en bêta-cryptoxanthine, un puissant anti-inflammatoire. Ce type d'aliment est mieux absorbé par votre corps lorsqu'il est couplé avec du gras; ainsi, l'huile et la crème sont des ingrédients essentiels non seulement au goût mais aussi pour son efficacité.

Ingrédients

Pour la soupe de citrouille:

•   1,2 kg de citrouille, pelée, dénoyautée et coupée en morceaux d'environ 4 centimètres

•   1 boîte de 165ml de crème de noix de coco

•   1 long piment rouge, dénoyauté

- 1 carotte, pelée et coupée en morceaux d'environ 4 centimètres

- 4 tasses de bouillon de légumes (ou de poulet)

- 1 c. à café de gingembre en poudre

- 1 c. à soupe d'huile végétale

Pour les croûtons à l'ail:

- 2 tranches de pain au levain rassis blanc

- 1 c. à soupe de beurre

- Une gousse d'ail, coupée en deux

Préparation

Pour la soupe de citrouille:

1. Mettez une grande casserole sur feu moyen et mettre 1 c. à soupe d'huile. Faire cuire les morceaux de carotte et de citrouille pendant environ 3 minutes ou

jusqu'à ce qu'ils atteignent une coloration brun clair. Rappelez-vous de remuer pendant la cuisson en continu.

2. Ajouter le bouillon, le piment et le gingembre. Laissez mijoter à feu doux pendant environ 20 minutes ou jusqu'à ce que la carotte, et des morceaux de citrouille soient tendres.

3. Retirer la soupe du feu et mixer le tout.

4. Ajouter la crème de noix de coco, remettre la soupe sur le feu et la porter à ébullition.

5. Une fois bouillie, éteignez le feu et laisser refroidir.

Pour les croûtons à l'ail:

1. Frotter la gousse d'ail sur les deux côtés des tranches de pain.

2. Couper le pain en cubes de 2 centimètres.

3.   Dans une petite poêle, faire chauffer le beurre jusqu'à apparition de bulles.

4.   Ajouter les cubes de pain et faire cuire. Continuez à remuer jusqu'à ce que les cubes soient croustillants et légèrement bruns.

Pour servir:

1.   Diviser la soupe dans des bols avec des croûtons sur le côté. N'hésitez pas à ajouter un filet supplémentaire de crème de coco sur le dessus de la soupe.

2.   Mettez une poignée de croûtons dans la soupe. Bon appétit!

Recette # 6 - Fettucine au pesto de Kale

Plein de phytonutriments et de micronutriments, c'est indéniablement un repas nutritif.

Ingrédients

Pour le pesto:

• 4 tasses de Kale ou chou frisé, cuit à la vapeur et haché

• ½ tasse de Parmesan, râpé

• ¼ tasse de pignons de pin

• 6 c. à café d'huile d'olive extra vierge

• ¼ c. à café de piment rouge en poudre

• 2 gousses d'ail hachées

• 1 c. à café de sel

Pour les pâtes:

- 1lb. de Fettuccine (ou pappardelle)

- 1 tasse (ou plus) Parmesan, râpé

Préparation

Pour le pesto:

1. Faire bouillir une grande casserole d'eau. Pendant ce temps, remplir un grand bol d'eau froide et de la glace.

2. Plonger le chou frisé dans l'eau bouillante et laisser cuire pendant environ 3 minutes.

3. Transférer le chou frisé dans l'eau glacée. Ce processus permettra au chou frisé de conserver sa coloration vert vif.

4. Au bout de 3 minutes, faire égoutter le chou frisé dans une passoire. presser fermement pour éliminer l'excès d'eau.

5.   Mettre le chou frisé et les ingrédients pour le pesto restant dans un blender. Mixer jusqu'à obtenir une consistance de purée lisse.

6.   Transférer le pesto dans un récipient et réserver au réfrigérateur.

Pour les pâtes:

•   Faire bouillir une grande casserole d'eau. Rappelez-vous d'ajouter un peu de sel.

•   Ajouter les fettucine et faire cuire jusqu'à ce qu'elles soient al dente.

•   Avant la fin de la cuisson des pâtes, retirez 2 c. à soupe de l'eau de cuisson et l'ajouter au pesto. Ajouter un peu de fromage et bien mélanger.

•   Egoutter les pâtes et les mélanger au pesto. Ajouter plus de fromage si vous voulez et servir.

Recette # 7 - Brocoli frais et croustillant

Une recette parfaite pour votre régime anti-inflammatoire! En plus, cette recette peut être transformée en sandwich ou tortilla si vous devez manger sur le pouce.

Ingrédients

- 2 tasses de bouquets de brocoli

- 2 tasses de chou frisé, haché (en ayant préalablement retirer les parties blanches)

- 1 concombre (environ 1 ¾ tasse), pelé, épépiné et coupé en dés

- 2 tasses de raisins rouges sans pépins, coupé en quartiers

- 1 tasse de quinoa cuit, refroidi *

- ½ tasse de petit oignon rouge, coupé en petits dés

- ½ tasse d'amandes, effilées

- 2 c. à soupe de mayonnaise végan

- 2 c. à café de vinaigre de cidre

- 1 c. à soupe de nectar d'agave

- 1 c. à café de graines de pavot

- 1 ½ c. à cafe de jus de citron

- ½ c. à café de sel de mer

- ¼ c. à café de poivre noir fraîchement moulu

* Note: 1/3 tasse de quinoa sec équivaut à une tasse de quinoa cuit.

Préparation

1. Dans un grand bol, mettre le chou frisé, le brocoli, le concombre, les raisins, le quinoa, l'oignon rouge et les amandes effilées.

2.   Dans un petit bol, fouetter la mayonnaise, les graines de pavot, le nectar d'agave, le vinaigre de cidre, le jus de citron, le sel et le poivre moulu.

3.   Ajouter cette sauce salade aux légumes.

4.   Remuer jusqu'à ce que les légumes et la sauce soient bien mélangés. Servir.

Dîner

Recette # 1 - Saumon rôti aux courgettes, au citron et à l'aneth

Avec la courgette, le citron et l'aneth qu'il contient, ce repas est bourré de propriétés anti-inflammatoires qui peuvent être bénéfiques pour votre santé.

Ingrédients

• 4 x 8 oz. de filets de saumon, sans peau

• 2 citrons en quartiers et dénoyautés

• 3 courgettes moyennes (environ 1 ½ lb), découpées en diagonale, en tranches épaisses d'environ 2 centimètres

• 8 brins d'aneth frais

• 2 c. à soupe d'huile d'olive

• Sel

• Poivre moulu

Préparation

1. Faites chauffer votre gril, en le plaçant à une dizaine de centimètre au-dessus de la chaleur.

2. Disposer les citrons, l'aneth, et les courgettes plaque de cuisson avec bordures, resistante.

3. Arroser le mélange avec de l'huile; et assaisonner de sel et de poivre moulu. Bien mélanger pour tout couvrir.

4. Placer les filets de saumon sur les légumes puis saler et poivrer.

5. Griller pendant environ 15 à 20 minutes ou jusqu'à ce que les légumes soient tendres et que le poisson opaque.

Recette # 2 - Salade César classique

Cette recette contient les meilleurs aliments pour un régime anti-inflammatoire: origan, olives, tomates et concombres. Si vous avez envie d'un repas méditerranéen pour le dîner, essayez celui-ci!

Ingrédients

- 5 concombres

- 12 à 14 petites tomates en grappe, coupées en quartiers

- 1 petit oignon rouge, coupé en deux et en tranches fines

- 1 x 4 oz. de Feta en saumure

- 1 tasse d'olives kalamata, coupées en deux et dénoyautées

- ¼ tasse de vinaigre de vin rouge

- Le jus d'un citron + le zeste râpé

- 1 c. à café d'origan séché

- ¼ tasse d'huile d'olive extra vierge (compter un peu plus pour arroser)

- 1 c. à café de miel

- sel casher

- Poivre fraîchement moulu

- feuilles d'origan frais, pour la garniture (facultatif)

Préparation

1. Dans un bol d'eau glacée très salée, faire tremper les oignons rouges pendant environ 15 minutes.

2. Dans un grand bol, mélanger le vinaigre, l'origan séché, le miel, une demi-cuillère à café de sel, un quart de cuillère à café de poivre, le jus de citron et le zeste.

3. Incorporer délicatement et lentement l'huile d'olive et bien mélanger.

4. Ajouter les olives et les tomates puis mélanger.

5. Pendant ce temps, éplucher les concombres, en créant un motif de bandes vertes alternées. Ne pas oublier de couper les extrémités, les couper en deux dans le sens de la longueur et couper transversalement d'environ un demi-pouce d'épaisseur.

6. Ajouter les concombres dans le bol.

7. Égoutter les oignons rouges, ajouter dans le bol et mélanger pour tout incorporer.

8. Égoutter la feta et la couper horizontalement en 4 rectangles de la même taille.

9. Déposer la salade dans des assiettes.

10. Avant de servir, les garnir d'origan, de feta et d'un filet d'huile d'olive. Vous pouvez également assaisonner de poivre moulu.

Recette # 3 - Côtelettes d'agneau grillées à la méditerranéenne à la menthe

Les bienfaits anti-inflammatoires de la menthe vous permettent d'éviter les indigestions, les colites, les flatulences et le syndrome du côlon irritable. Associée aux côtelettes d'agneau, attendez-vous un dîner sain et agréable avec vos proches.

Ingrédients

- 12 petites côtelettes d'agneau (environ 2 1/3 lbs.)

- ½ tasse de feuilles de menthe fraîche, hachée (compter plus pour saupoudrer)

- ⅓ tasse d'huile d'olive extra-vierge

- ¼ c. à café de piment rouge en poudre

- 2 gousses d'ail écrasées

- Sel de mer

Préparation

1. Préchauffer le gril à mi-hauteur.

2. Dans un bol moyen, mélanger: feuilles de menthe hachées, piment rouge en poudre, le sel et l'huile d'olive.

3. Frotter les côtelettes d'agneau à l'ail. Rappelez-vous de les frotter partout.

4. Transferer quelques cuillères à soupe du mélange à base de menthe dans un petit bol et réserver pour le dressage des côtelettes.

5. Faire griller les côtelettes pendant environ 3 à 4 minutes de chaque côté. Préfere une cuisson rosée ou mi-cuit.. Pour tester, appuyez sur la partie centrale de la côtelette d'agneau avec votre doigt. Si c'est un peu ferme, alors c'est rosé/ mi-cuit.

6. Transférer les côtelettes sur votre plat et étalez le mélange de menthesur la viande.

7. Les saupoudrer de menthe et servir avec le mélange de menthe restant sur le côté.

Recette # 4 - Brocoli-rave aux poivrons rouges

Le brocoli-rave ou rapini, tout comme son cousin, le brocoli, est un super-aliment. Il est plein de vitamines A, B, C, K, de fer, de potassium, de calcium, de magnésium, de zinc et d'oméga-3. Ces proprietés peuvent vous aider à rester en bonne santé et à combattre les inflammations et même le cancer.

Ingrédients

•   2 bouquets de brocoli rave

•   ¼ tasse de poivrons rouges ou piment en pot, coupé en tranches

•   2 c. à soupe d'eau de conservation des poivrons rouges

•   1 c. à soupe d'huile d'olive

•   2 gousses d'ail, tranchées

•   Parmesan

- Sel

- Poivre

Préparation

1.   Cuire le brocoli rave à la vapeur pendant environ 7 minutes ou jusqu'à ce qu'il soit tendre.

2.   Pendant ce temps, mettre une casserole sur feu moyen et faire chauffer l'huile d'olive.

3.   Ajouter les gousses d'ail et laisser cuire jusqu'à obtenir une coloration dorée.

4.   Incorporer les poivrons rouges et 2 c. à café de son eau de conservation .

5.   Ajouter le brocoli-rave dans le mélange puis assaisonner avec le sel et le poivre.

6.   Enfin, arroser d'huile d'olive et saupoudrer de parmesan.

Recette # 5 - Tilapia au four et sa garniture de noix de pécan et romarin

Le tilapia est une excellente source de sélénium, un minéral aux propriétés antioxydantes qui peut aider à protéger les cellules contre les dommages. Associez ce plat à du pain sans gluten, et voilà un dîner plus sain!

Ingrédients

- 4 x 4 oz. de filets de tilapia

- ⅓ tasse de noix de pécan crues, hachées

- 2 c. à café de romarin frais, haché

- ⅓ tasse de chapelure

- 1 blanc d'oeuf

- ½ c. à café de sucre brun

- 1 pincée de piment de Cayenne

- 1½ à café d'huile d'olive

- ⅛ c. à café de sel

Préparation

1. Préchauffer votre four à 180°

2. Mélanger la chapelure, les noix de pécans, le piment de Cayenne, le sucre et le sel dans un petit plat allant au four.

3. Ajouter l'huile d'olive et mélanger pour bien la répartir.

4. Faire cuire le mélange de noix de pécans pendant environ 7 à 8 minutes ou jusqu'à obtention d'une coloration brun doré.

5. Augmenter le thermostat à 200 ° et déposer de la matière grasse dans un grand plat de cuisson en verre.

6. Dans un autre plat peu profond, battre les blancs d'oeufs.

7. Tremper les filets de tilapia en les plongeant les uns après les autres dans les blancs d'oeufs puis dans le mélange de noix de pécan. Couvrir chaque côté de façon égale.

8. Placer les filets dans le plat de cuisson en verre.

9. Placer le mélange de noix de pécan restant sur le dessus des filets et appuyer pour tasser.

10. Cuire au four pendant environ 10 minutes et servir chaud.

Recette # 6 - Steaks de thon grillé à la sauce aux fraises et mangue

Les fraisesont gagné leurs place parmis les aliments contenant le plus d'antioxydants tandis que les mangues sont bonnes pour votre digestion. Elles sont toutes deux riches en vitamines et minéraux dont notre corps a besoin. Le thon est lui aussi une excellente source d'antioxydants et d'oméga-3. Rassemblez-les dans un somptueux repas, et vous avez un dîner fabuleux.

Ingrédients

Pour le thon:

- 1½ lbs. de steaks de thon

- 1 c. à soupe. d'huile d'olive

Pour la sauce:

- ⅔ tasse de fraises, coupées en dés

- ⅔ tasse de mangue, coupée en dés

- 3 c. à café de coriandre fraîche, hachée

- 2 c. à soupe d'oignons rouges, coupés en dés

- 1 piment jalapeno, haché finement

- Une gousse d'ail écrasée

- 2 c. à café de jus de citron frais

- 1 c. à soupe d'huile d'olive

Préparation

1. Faites chauffer votre gril à gaz à feu moyen.

2. Pendant ce temps, badigeonner les steaks de thon avec l'huile d'olive et mettre de côté.

3. Pour la salsa, ajouter les fraises, les mangues, l'ail et les oignons dans un bol et mélanger.

4. Ajouter la coriandre, le jalapeno, l'huile et le jus de citron.

5. Une fois que le gril est bien chaud, faire cuire les steaks de thon pendant environ 6 à 8 minutes de chaque côté.

6. Retirer les steaks de thon de la grille et les déposer dans les assiettes.

7. Avant de servir, garnir chaque steak avec la sauce fraise-mangue. Faites-vous plaisir!

Recette # 7 - Curry de légumes aux oeufs pochés

Malgré la saveur divine des œufs, les vraies star de cette recette sont les légumes cuisinés façon curry. L'ail, les pois chiches, les courgettes, les carottes et le chou-fleur contiennent des propriétés anti-inflammatoires qui protègent nous aident à protéger notre santé et à stimuler notre système immunitaire.

Ingrédients

- 4 œufs frais

- 1 boîte de 14 oz. de pois chiches, égouttés

- ¼ de tête de chou-fleur, haché grossièrement

- 2 carottes coupées en rondelles

- 1 courgette, coupée en morceaux

- 1 petit oignon, coupé en dés

- 3 gousses d'ail, hachées

- 1 tasse de sauce tomate ordinaire

- 2 c. à café de poudre de curry

- ½ c. à café de gingembre

- ½ c. à café de cumin

- 1 tasse d'eau

- 2 c. à soupe d'huile d'olive

- Sel

- Poivre

- Persil ou coriandre, pour la garniture

Préparation

1. Placez la casserole sur feu moyen et faire chauffer l'huile. Faire sauter les oignons pendant environ 3 minutes et ajouter l'ail. Continuer la cuisson pendant 2 minutes.

2.   Y ajouter le chou-fleur, les pois chiches et les carottes. Continuer à faire revenir pendant 4 à 5 minutes.

3.   Ajouter les courgettes ainsi que les épices. Faire cuire pendant 3 minutes jusqu'à pouvoir sentir l'arôme émis par les épices.

4.   Mélanger la sauce tomate et l'eau. Couvrir la casserole avec un couvercle et laisser mijoter jusqu'à ce que le chou-fleur soit tendre.

5.   Casser soigneusement chaque oeuf dans la casserole. Attention à ne pas briser le jaune d'oeuf . Et on ne remue pas!

6.   Couvrir à nouveau avec un couvercle et laisser les oeufs cuire selon la cuisson désirée.

7.   Transférer délicatement dans des bols et garnir de coriandre fraîche (ou persil). Vous pouvez également ajouter votre sauce piquante préférée. Régalez vous!

Conclusion

Notre corps est une machine parfaite avec une résistance aux facteurs externes nocifs intégrée ainsi que la capacité d'auto-guérison, qu'est l'inflammation. Cependant, avec nos modes de vie moderne, le progrès et la technologie, notre chaîne alimentaire a été affectée de manière significative, tout comme notre écologie et nos ressources naturelles. Les déchets industriels ont endommagé notre sol, emportant ses éléments naturels qui fournissent des éléments nutritifs à toutes les espèces végétales qui en dépendent. Même les animaux qui dépendent de la nature ont été privés de leurs nutriments dont ils ont besoin, ce qui affecte également la nourriture que nous mangeons.

Les plantes et les animaux nous ont longtemps fourni tous les éléments naturels et des nutriments dont notre corps a besoin. Malheureusement, manquant eux mêmes des nutriments qui leurs sont nécessaires, nous sommes aussi victimes de ces faiblesses. De plus, à cause de notre besoin de production de masse, il y a moins de personnes qui s'engagent dans la production d'aliments naturels ou bio. D'où notre processus d'inflammation, ce qui est sensé être une fonction d'auto-guérison de notre corps est devenue chaotique: au lieu d'impulser la guérison du corps, le processus devient destructeur.

Pour éviter à notre corps plus de douleur et faire en sorte que l'inflammation edevienne un processus de guérison normal, nous devons apprendre à protéger notre corps de potentiels dégâts. Et avoir le bon régime alimentaire peut contribuer à tout remettre en ordre. Lorsque le corps est sain et fort, nous n'avons pas à nous soucier des maladies ou de notre état de santé, le corps sait ce qu'il doit faire.

A travers ce livre, nous espérons que nous vous avons fourni des connaissances suffisantes sur la façon dont fonctionne l'inflammation dans notre corps et comment nous pouvons prévenir les réactions négatives de l'inflammation. Avec le bon plan d'action et le bon régime alimentaire, ce que nous avons essayé de vous fournir dans ce livre, nous pensons que vous pouvez vivre une vie plus saine et plus heureuse!

Derniers mots

Merci encore d'avoir acheté ce livre!

J'espère vraiment que ce livre pourra vous aider.

La prochaine étape est de **rejoindre notre Newsletter** pour recevoir des mises à jour sur les nouveaux livres à paraître ou les promotions à venir. Vous pouvez vous inscrire gratuitement et en prime, vous recevrez également notre livre « Fitness : les 7 erreurs que vous ne savez pas que vous commetez»! Ce livre bonus met en lumière des erreurs de fitness communes à beaucoup de personnes. Il permet aussi de démystifier la complexité et la science liées à la remise en forme. Avoir toutes ces connaissances et éléments scientifiques sur le fitness, le tout organisé dans un livre étape par étape, de façon à ce que votre plan soit tout à fait réalisable, cela vous aidera à bien démarrer dans votre une action vous aider à démarrer du bon pied dans votre voyage de remise en forme! Pour adherer à notre bulletin électronique gratuit et obtenir votre livre gratuit, s'il vous plaît visitez ce lien et inscrivez-vous: **www.hmwpublishing.com/gift**

Enfin, si vous avez aimé ce livre, je voudrais vous demander une faveur, seriez-vous assez aimable pour laisser un commentaire pour ce livre? Ce serait vivement apprécié!

Merci et bonne chance dans votre aventure!

A propos du co-auteur

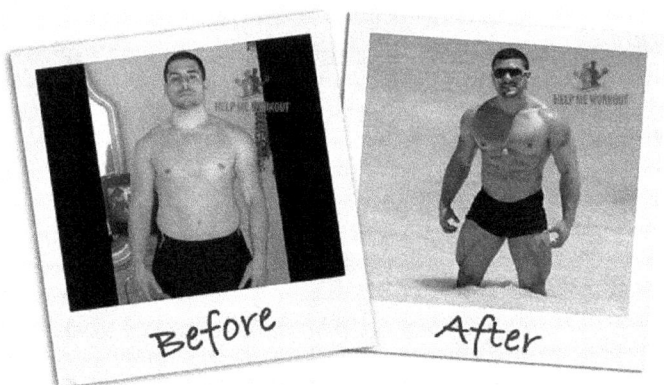

Before   After

Mon nom est George Kaplo; Je suis un entraîneur personnel certifié de Montréal au Canada. Pour commencer, je vous dirais que je ne suis pas le gars le plus grand que vous serez amenés à rencontrer et cela n'a jamais vraiment été mon objectif. En fait, j'ai commencé à faire de l'exercice pour surmonter ma plus grande insécurité quand j'étais plus jeune: ma confiance en moi. C'était dû à ma taille mesurant seulement 1 m68, cela m'a souvent tiré vers le bas, m'empêchant de tenter ma chance et de voir mes rêves se réaliser. Vous passez peut-être par une periode par des difficile en ce moment, ou peut-être voulez-vous seulement tout simplement améliorer votre condition physique, et je peux tout à fait le comprendre.

Personnellement, j'ai toujours été intéressé par le monde de la santé et du fitness. J'ai voulu gagner du muscle en raison des nombreuses brimades subies pendant mon adolescence, sur ma taille et mon surpoids. Je me suis dit que je ne pouvais rien fair en ce qui concernait ma taille, mais je pouvais faire quelque chose pour ce à quoi mon corps ressemblait. Ce fut le début de ma transformation. Je ne savais pas où commencer, mais je me suis lancé. Je me sentais inquiet et j'avais parfois peur que d'autres personnes se moquent de moi si je ne faisait pas les exercices correctement. J'ai toujours souhaité avoir un ami à mes côtés, assez bien informé pour m'aider à démarrer et me

« montrez les ficelles. »

Après beaucoup de travail, d'études, d'innombrables essais et erreurs, certaines personnes ont commencé à remarquer que je devenais de plus en plus en forme et que je commençais à avoir un réel intérêt pour le sujet. Cela a conduit beaucoup d'amis et de nouveaux visages à venir me voir et me demander des conseils de remise en forme. Au début, cela me semblait étrange. Mais ce qui me motivait, c'était les voir remarquer des changements dans leurs corps et me dire que c'était la première fois qu'ils voyaient des résultats concrets. A partir de là, plus de gens ont continué à se diriger vers mois, et ça m'a fait prendre conscience qu'après avoir tant lu et étudier dans ce domaine, cela m'avait aidé, mais ça me perettait aussi d'aider les autres. Je suis maintenant un coach sportif personnel entièrement certifié et à ce jour, j'ai formé de nombreux clients qui ont obtenu des résultats étonnants.

Aujourd'hui, mon frère Alex Kaplo (également un coach sportif personnel certifié) et moi-même détenons et exploitont cette maison d'édition, où nous permettons à des auteurs passionnés et experts d'écrire sur des sujets de santé et de remise en forme. Nous nous occupons également d'un site de remise en forme en ligne « HelpMeWorkout.com » et j'aimerais beaucoup que nous gardions contact c'est pourquoi je vous invite à visiter le site Web à la page suivante et à vous inscrire à notre newsletter (vous obtiendrez même un livre gratuit). Et enfin, si vous êtes dans la position qans laquelle j'ai moi-même été, et que vous voulez quelques conseils, n'hésitez pas à me poser des questions ... Je serai là pour vous aider!

Votre ami et entraîneur,
George Kaplo
Entraîneur personnel certifié

Télécharger un autre livre gratuitement

Je tiens à vous remercier d'avoir acheté ce livre et vous offre un autre livre (tout aussi long et précieux que ce livre), « erreurs de santé et de remise en forme Vous ne savez que vous faites », totalement gratuit.

Visitez le lien ci-dessous pour vous inscrire et le recevoir: **www.hmwpublishing.com/gift**

Dans ce livre, je mettrai en lumière les erreurs de santé et de remise en forme les plus courantes, que vous commettez probablement vous aussi, et je vais vous révéler comment vous pouvez être en forme, comme jamais vous ne l'avez été !

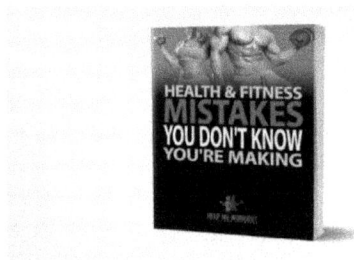

En plus de ce cadeau précieux, vous aurez aussi l'occasion d'obtenir nos nouveaux livres gratuitement, vous pourrez participer à des concours, et recevoir nos emails. Encore une fois, visitez le lien pour vous inscrire: www.hmwpublishing.com/gift

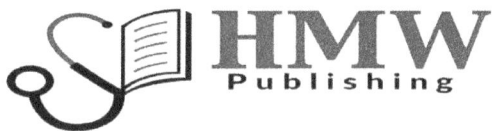

Pour d'autres excellents livres visitez:

HMWPublishing.com

www.ingramcontent.com/pod-product-compliance
Lightning Source LLC
Chambersburg PA
CBHW050735030426
42336CB00012B/1574